NOUVEAU TRAITEMENT

DES

SCROFULES,

(ÉCROUELLES OU HUMEURS-FROIDES),

Des Dartres Lymphatiques et de la Carie des Os,

PAR LE CARBONATE DE BARYTE,

MÉTHODE PRÉSENTÉE ET REÇUE

A L'ACADÉMIE ROYALE DE MÉDECINE,

Employée par plus de 1200 malades, et la seule qui réussisse lorsque tous les autres traitements ont échoué;

Par le Ch^{er} Chaponnier;

MÉDECIN DE LA FACULTÉ DE PARIS,
CHIRURGIEN-ACCOUCHEUR, DÉMONSTRATEUR D'ANATOMIE
A L'USAGE DES PEINTRES, ET PROFESSEUR DE PHYSIOLOGIE; MEMBRE
CORRESPONDANT DE L'ACADÉMIE ROYALE DE ROUEN
ET DE PLUSIEURS SOCIÉTÉS SAVANTES.

Cinquième Édition,

Augmentée d'un grand nombre d'observations cliniques de scrofuleux guéris par ce traitement, et de recherches sur les *dangers* et l'*insuffisance* de l'emploi de l'IODE dans les affections scrofuleuses.

PARIS,

CHEZ L'AUTEUR, RUE DE CLÉRY, N° 16,

ET CHEZ LES PRINCIPAUX LIBRAIRES.

1839.

IMPRIMERIE DE A. APPERT,
Passage du Caire, 14.

ACADÉMIE ROYALE DE MÉDECINE.

A M. Le D^r. Chaponnier.

Paris, le 24 février 1829.

MONSIEUR ET TRÈS HONORÉ CONFRÈRE,

L'Académie a reçu avec beaucoup d'intérêt votre ouvrage intitulé : NOUVEAU TRAITEMENT DES SCROFULES (1). *Elle en a ordonné le dépôt dans ses archives et m'a expressément recommandé de vous écrire pour vous témoigner sa gratitude et sa satisfaction*

J'ai l'honneur d'être avec une parfaite considération, Monsieur et très honoré confrère,

Votre très humble et obéissant serviteur,

Pour le Secrétaire perpétuel,
Le Secrétaire de la Section de Médecine,
ADELON.

_____

(1) Première édition, publiée en 1828.

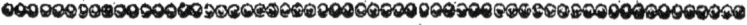

AU LECTEUR.

Ce mémoire a été présenté à l'Institut en 1831 pour le concours du prix Monthyon.

Je croyais qu'un nouveau traitement des maladies scrofuleuses, au moyen duquel on les guérissait radicalement, était une découverte assez importante pour mériter l'approbation de l'Académie ; mais j'avais oublié que sans la protection le mérite n'est rien, ainsi qu'on va le voir :

A la même époque, le Dr Lugol, médecin de l'hôpital Saint-Louis, avait aussi présenté à l'Institut, pour le même concours, un mémoire sur l'emploi de l'Iode contre les affections scrofuleuses ; ce mémoire, annonçant des cures miraculeuses, et appuyé de toute la protection de MM. Magendie et Serres, membres de l'Institut, obtint le prix, et je ne fus pas même cité au concours (1)! Fort surpris de cette injustice, j'adressai à l'Institut la lettre suivante :

Lettre adressée à Messieurs les Membres de l'Institut de France, et lue à l'Académie des Sciences, dans sa séance du 11 juillet 1831.

Messieurs,

« Je prends la liberté de rappeler à votre souvenir que au mois de novembre dernier, j'ai présenté à l'Institut, pour le concours des prix Monthyon de cette année, un Mémoire sur l'emploi du *Carbonate de Baryte* contre les maladies *scrofuleuses;* mémoire dans lequel je faisais connaître, par un grand nombre d'observations cliniques, les résultats de ma pratique, et les *dangers* et l'*insuffisance* de

---

(1) Ayant fait imprimer mon mémoire, j'en envoyai un exemplaire à tous les membres de l'Institut, et au sujet de cet envoi, le secrétaire perpétuel de l'Académie m'a adressé la lettre suivante :

Paris, 18 juillet 1831.

Monsieur,

L'Académie a reçu l'ouvrage que vous avez bien voulu lui adresser, intitulé : *Nouveau traitement des Scrofules.* J'ai l'honneur de vous offrir les remerciements de l'Académie, et de vous témoigner, en son nom, le prix qu'elle attache à cette publication. Un exemplaire de votre traité a été déposé dans la bibliothèque de l'Institut, et les autres ont été distribués à MM. les membres présents.

Agréez, etc.

Signé F. ARAGO.

l'IODE dans le traitement des scrofules et du goître, ainsi que l'espèce de charlatanisme que les prôneurs de ce médicament ont employé pour l'accréditer.

« En présentant mon Mémoire, j'avais demandé à l'Académie qu'une Commission fût nommée parmi ses Membres, pour constater les résultats de mon nouveau traitement; M. Arago, secrétaire perpétuel, m'a répondu par écrit, que MM. Magendie et Serres étaient chargés de ce travail; mais aucun de ces Messieurs n'a, je crois, pas même lu mon Mémoire, et j'apprends que l'Académie vient de donner, à M. Lugol, le prix de 6,000 fr. pour avoir employé l'iode dans le traitement des maladies scrofuleuses et en avoir obtenu d'*heureux résultats !*....Si l'Académie veut bien lire le feuilleton de la Gazette Médicale de Paris, du 25 juin dernier (1), elle y verra au nombre des heureux résultats du traitement par l'iode, le nom des malades morts à Saint-Louis par l'emploi de ce médicament, administré par M. Lugol, et l'indication des individus que ce médecin a annoncés dans son mémoire *comme étant guéris*, et qui sont encore dans les lits de l'hôpital St-Loui s, malades de l'affection scrofuleuse qu'ils avaient lorsqu'ils y sont entrés.

« Il me semble que si la Commission chargée des prix Monthyon, eût pris la peine d'examiner mon Mémoire, elle y aurait vu, prouvé par des faits authentiques que, dans un grand nombre de cas, des scrofuleux déclarés in-

---

(1) A l'époque où ce feuilleton parut, M. Lugol alla trouver le D^r. Guérin, rédacteur en chef de la Gazette Médicale, et lui reprocha de l'avoir traité bien sévèrement, qu'entre confrères on se devait des égards. M. Guérin lui répondit : « Si je n'ai pas dit la vérité, démen- « tez-moi par une réponse, et je m'empresserai de l'insérer dans mon « journal ». Le Dr Lugol, loin de profiter de ce moyen de justification, garda le silence.

curables, après avoir été traités par l'iode, et par M. Lugol lui-même, avaient été guéris par mon traitement.

« Si, enfin, MM. Magendie et Serres eussent bien voulu constater les résultats de ma méthode, je pense que l'Académie aurait reconnu l'avantage incontestable de mon traitement sur l'iode; mais MM. Magendie et Serres sont les amis de M. Lugol, et l'amitié est une trop belle chose pour que ces Messieurs aient pu l'oublier en cette circonstance.

« Mon Mémoire n'a donc pas même été cité au concours! A cela que puis-je faire? réclamer auprès de l'Institut, en continuant de traiter et guérir *gratis* tous les indigents scrofuleux qui sortent de l'hôpital Saint-Louis, déclarés *incurables*; et en ville, à traiter, comme je le fais journellement, les malades de M. Lugol, qui, las d'employer l'iode, sans en éprouver de soulagement, finissent par se faire guérir par mon traitement.

« Tel est, je crois, le meilleur parti à prendre, en attendant que le temps, ce juge impartial, qui n'a point de coterie, fasse connaître lequel de l'iode ou de ma méthode, mérite la préférence.

« J'ai l'honneur d'être, etc.

« CHAPONNIER. »

Pour tout commentaire, à l'appui de cette lettre, je ferai savoir qu'à l'époque de son envoi elle fut répétée par plusieurs journaux scientifiques et politiques, et répandue, par moi, à profusion; malgré tout cela, elle ne reçut aucune réponse de M. Lugol.

INTRODUCTION.

———

De toutes les maladies qui affligent l'espèce humaine, une des plus cruelles est l'affection *Scrofuleuse*, plus connue sous les noms d'*Ecrouelles* ou d'*Humeurs-froides*.

Les Scrofules commençant le plus souvent dès l'enfance, et portant leurs ravages principalement au visage et au cou, défigurent d'une manière repoussante ceux qui en sont atteints, et leur laissent pour la vie des traces ineffaçables ou des infirmités incurables, quand toutefois les désordres ne sont pas assez grands pour amener la mort du sujet.

L'idée vulgaire que ce mal peut se gagner, ajoute encore à l'horreur qu'il inspire, par l'éloignement que chacun montre pour celui qui est scrofuleux; enfin, cette maladie, réputée jusqu'à présent presque *incurable*, ne laisse pas même aux malades, ou à leurs parents, l'espoir! seul soutien des malheureux.

Conduit par le désir de rendre service à l'humanité, et par l'espérance d'être plus heureux que les médecins qui, avant moi, s'étaient occupés des scrofules, j'ai fait pendant huit ans des recherches pour les guérir, et les succès que j'obtiens depuis plusieurs années, ne laissent plus de doute sur l'efficacité de mon traitement, qui, très facile à suivre, peu dispendieux, et n'assujétissant pour ainsi dire à aucun régime, se trouve à la portée de toutes les classes de la société.

Comme en médecine tout doit se prouver par des faits, et que j'ai le désir de mettre le public à même de juger de quelle manière j'ai envisagé les scrofules, et quels ont été les résultats du nouveau médicament que j'emploie pour les guérir, je présente succinctement dans ce Mémoire, d'après mes observations, la description du tempérament scrofuleux, et les symptômes de la maladie; j'en explique la cause; j'indique les méthodes ou les remèdes les plus récents qui ont été mis en usage pour les traiter, et je fais connaître comparativement mon nouveau traitement curatif, ainsi que plusieurs observations de scrofuleux guéris par ma méthode.

Je termine ce mémoire par quelques remarques sur le *Rachitis*, ou ramollissement des os, et sur l'*Orthopédie*, afin que *les bossus* qui se font redresser par des moyens mécaniques, puissent, à l'aide de mon traitement interne, guérir la cause de leurs difformités.

NOUVEAU TRAITEMENT

DES

SCROFULES,

(Ecrouelles ou Humeurs-froides)

DES DARTRES LYMPHATIQUES

ET DE LA CARIE DES OS.

———

CARACTÈRES DU TEMPÉRAMENT SCROFULEUX.

Le tempérament lymphatique, auquel on peut donner le nom de tempérament *scrofuleux*, est éminemment prédisposé au développement de cette affection ; et si l'on voit les scrofules se montrer sur des sujets qui ont l'aspect d'un autre tempérament, c'est qu'alors la maladie a été *acquise*, par les causes que nous exposerons plus loin, ou bien qu'elle est *locale*.

Tout individu lymphatique peut donc devenir scrofuleux, et cette coïncidence présente les caractères suivants :

La tête est plus volumineuse que dans l'état ordinaire ; quelques enfants sont gais, ont des réparties spirituelles, et beaucoup de raison ; mais un bien plus grand nombre est stupide. Ils sont remarquables par la blancheur mate et la finesse de leur peau, et par une bouffissure qu'au premier aspect on pourrait prendre pour de l'embonpoint; mais leur chair est très molle.

Leur chevelure est ordinairement blonde, ou châtain-clair (1), leur visage est plein, leurs joues ont une couleur rosée; leurs yeux sont saillants, bleus, humides et ternes, et les pupilles en sont habituellement dilatées; leurs lèvres sont grosses, principalement la lèvre supérieure; leurs dents sont d'un blanc de lait, mais elles s'écaillent facilement, se noircissent, se carient, et tombent avant l'âge. Leur haleine est ordinairement aigre ou fétide; ils ont la poitrine étroite et aplatie, les épaules voûtées, le ventre gros et les membres grêles.

Adolescents, ils ont, en général, plus d'imagination que de jugement; ils effleurent tout sans rien approfondir, et souvent l'incapacité la plus absolue est leur partage dans l'âge viril.

---

(1) Cependant on voit des sujets, très bruns de cheveux, devenir scrofuleux; et j'ai remarqué que chez ces individus les membranes muqueuses, qui revêtent les ouvertures naturelles, telles que les lèvres, les parties génitales, etc., ont une teinte violacée ou bleuâtre, que l'on ne voit point chez les autres sujets bruns, qui ne sont pas scrofuleux.

Lorsqu'un sujet présente l'organisation que je viens de décrire, il ne doit pas être considéré comme scrofuleux, mais comme éminemment disposé à le devenir ; les parents doivent donc redoubler d'attention afin de pouvoir faire traiter leurs enfants dès que l'affection scrofuleuse s'annoncera par les symptômes que je vais indiquer.

DÉVELOPPEMENT DES SCROFULES.

Quand les scrofules commencent à se développer, les enfants éprouvent diverses indispositions particulières, telles que, formation des acides dans l'estomac, qui procure des aigreurs et la perte de l'appétit; des accès de fièvre, un état d'anxiété et des mouvements spasmodiques, dont la cause ne peut être rapportée qu'à des engorgements occultes. Souvent les médecins se trompent sur la nature de ces indispositions, et, pour les combattre, prescrivent les délayants, tandis que les toniques seuls sont nécessaires.

Bientôt les glandes du cou s'engorgent, ainsi que celles qui sont situées derrière les oreilles, aux aînes, aux aisselles. C'est plus spécialement dans l'âge adulte que l'on voit les glandes du pli du jarret, du coude, du poignet, s'engorger;

c'est aussi à cet âge que l'on voit souvent paraître des tumeurs froides au dos, sur la partie convexe des mains et des pieds.

Les tumeurs que forment ces glandes sont mobiles sous la peau, et n'occasionnent dans les commencements ni douleur, ni rougeur, ni chaleur, ce qui leur a fait donner le nom d'*Humeurs froides*.

Cet état indolent dure plus ou moins longtemps; mais ordinairement vers le printemps, ces glandes engorgées augmentent de volume, et deviennent adhérentes à la peau. Il survient souvent à cette époque aux ailes du nez et à la lèvre supérieure des gerçures, d'où s'écoule un liquide jaunâtre, qui se sèche en croûte sur la partie. Bientôt les tumeurs scrofuleuses s'amollissent vers leur centre; la peau qui les recouvre devient bleue, pourpre, d'un rose pâle, puis blanchit, se perce d'un ou plusieurs trous, et laisse couler une humeur séreuse qui ressemble à du blanc d'œuf, ou à du lait caillé. Il survient à la suite de ces ouvertures des ulcères de forme irrégulière, qui, au lieu de se cicatriser, s'étendent de plus en plus, jusqu'à ce que la glande, qui est en supuration, soit entièrement détruite. Alors il se forme une cicatrice inégale, raboteuse et ridée, qui laisse pour la vie des traces évidentes de l'affection scrofuleuse.

Les effets des scrofules ne se bornent pas toujours aux glandes sous-cutanées, les viscères et les os en sont souvent affectés : ce qui cause la *phthisie tuberculeuse*, le *carreau*, la *carie des vertèbres*, les *tumeurs blanches des articulations*, etc. Chez quelques sujets, les scrofules ne produisent que le ramollissement des os, connu sous le nom de *Rachitis*, d'où résulte la courbure de la colonne vertébrale, et la difformité des bossus. Chez d'autres, la maladie ne se montre qu'à la peau et y produit des dartres lymphatiques.

Quelquefois l'affection scrofuleuse ne porte ses ravages qu'aux yeux (ophtalmie scrofuleuse), sans qu'aucune glande extérieure ait été engorgée.

Ces diverses anomalies, qui pourraient induire en erreur sur la cause du mal, doivent faire sentir l'utilité de bien connaître les signes généraux du *tempérament scrofuleux*, afin d'opposer un traitement efficace à toutes les variétés de la maladie scrofuleuse.

C'est principalement à l'affection des os que l'on doit porter toute son attention : ordinairement la maladie des os commence lentement, sans douleur, et ce n'est que lorsque l'os a acquis un gonflement remarquable que l'on s'occupe du traitement.

Souvent aussi la cause paraît être une entorse, une foulure, ou simplement un coup reçu sur une partie quelconque d'un os, et alors on n'y apporte que des soins insignifians. On doit donc, dans tous ces cas, et aussitôt qu'on aperçoit la plus légère enflure, consulter un médecin qui connaisse bien les maladies scrofuleuses, et surtout ne jamais débuter par appliquer sur la partie gonflée, des sangsues et des cataplasmes de farine de lin ; ces moyens suffiraient pour rendre malades des os qui ne l'étaient pas.

CAUSES DES SCROFULES.

Je ne ferai point l'énumération de tout ce qui a été dit sur les scrofules pour en faire connaître la cause ; les idées les plus absurdes, ou les hypothèses les plus ingénieuses étaient sans doute des erreurs, puisque l'inefficacité des divers traitements proposés depuis Hippocrate jusqu'à nos jours, a prouvé, par l'*effet*, que la *cause* des scrofules avait été ignorée.

Sans vouloir juger les médecins qui, avant moi, ont écrit sur les scrofules, et ont pu se tromper sur leur cause, je vais faire connaître mon opinion, opinion basée sur des faits, et qui me paraît justifiée par l'anatomie pathologique de tous les scrofuleux.

Toutes les parties du corps humain sont pénétrées par deux liquides de nature différente : le *sang* et la *lymphe*.

Il est rare que ces deux systèmes soient assez

trées par deux liquides de nature différente : le *sang* et la *lymphe*.

Il est rare que ces deux systèmes soient assez également répartis pour que la balance demeure égale entr'eux, et que l'un ne l'emporte pas sur l'autre ; de la prédominance de l'un des deux, naît la différence du tempérament : s'il y a surabondance de sang, le sujet est sanguin ; s'il y a surabondance de lymphe, l'individu est lymphatique.

Le tempérament sanguin s'annonce par la coloration de la peau, la teinte foncée des cheveux et la force du corps.

Le tempérament lymphatique présente le contraire : la peau est blanche, les cheveux ont une couleur claire, et le corps a des formes délicates qui dénotent toujours la faiblesse.

Le tempérament sanguin est héréditaire, ou provient et est entretenu par une vie active, par une bonne nourriture ; par l'usage du vin, et par l'habitation dans un air sain et dans un pays chaud.

Le tempérament lymphatique, lorsqu'il n'est pas héréditaire, ce qui a lieu le plus rarement, est le résultat d'une vie sédentaire, dans des lieux bas et humides, et dans un pays froid ; d'une nourriture malsaine, et enfin de toutes les causes débilitantes qui influent sur le corps, en augmentant la formation de la lymphe.

Je ne répéterai point avec quelques auteurs,

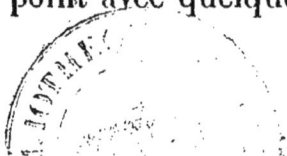

2

que « C'est l'*atonie* du système lymphatique qui « est la cause de son augmentation; » cette idée est contradictoire; mais je dirai que l'*énergie* du système lymphatique, d'où résulte l'augmentation de la lymphe, étant produite par toutes causes *débilitantes,* et produisant la *débilité,* on doit considérer cette exubérance, par rapport aux résultats, comme un état *atonique.*

Il est donc démontré, par cet exposé succinct, que beaucoup de sang, ou beaucoup de lymphe, sont les causes de la différence qui existe entre le tempérament sanguin et le tempérament lymphatique. Voyons maintenant quel est le résultat de cette différence par rapport aux maladies.

Chez un sujet sanguin, les maladies sont inflammatoires, et les désordres locaux qui en résultent, présentent tous les symptômes de l'inflammation. Or, de quelle manière l'inflammation locale a-t-elle lieu? C'est ce que je vais tâcher de démontrer pour mieux faire comprendre ma nouvelle théorie des maladies scrofuleuses.

Toute inflammation locale est produite par l'afflux du sang vers la partie qui est le siège d'une irritation, ou vers l'organe le plus faible du sujet. Le sang, en se portant en plus grande quantité, ou avec plus de force, dans une partie du corps, y oblige les vaisseaux capillaires à lui livrer passage, et, en les distendant, leur ôte leur propriété contractile, nécessaire sans doute, à la circulation; d'où résulte, dans ces mêmes vaisseaux, l'engorgement du sang, caractérisé par la rougeur, la chaleur, l'enflure et la douleur, signes caractéristiques de l'inflammation.

Si les accidents augmentent, et que la distension des capillaires soit portée au point d'y déterminer la stagnation du sang, il se forme un abcès, et l'inflammation se termine par suppuration.

Si les progrès de l'inflammation sont encore plus grands et plus rapides, la partie est frappée de gangrène.

Cette base posée pour le système sanguin, examinons maintenant les maladies du système lymphatique.

La lymphe, dans le trajet qu'elle parcourt, a beaucoup plus d'obstacles à vaincre que le sang, puisqu'elle est obligée de traverser des glandes dans lesquelles elle subit sans doute une nouvelle élaboration. De plus, les vaisseaux lymphatiques n'offrant pas dans leur texture la résistance que présentent les vaisseaux sanguins, on conçoit que leur dilatation doit être bien plus facile. Or, si nous admettons que le sang, en distendant les capillaires sanguins, y produise l'engorgement du sang, pourquoi n'admettrions-nous pas le même effet pour la lymphe, puisque l'observation nous montre, dans la marche des scrofules, d'abord la prédominance du système lymphatique; puis l'engorgement successif de toutes les parties qui sont le siége de l'affection

scrofuleuse ; et, en dernier lieu, la suppuration
de ces mêmes parties, lorsque le désordre est
trop grand pour que la résolution puisse termi-
ner la maladie.

D'où proviennent les légers symptômes d'inflammation que l'on remarque dans les scrofules?
De l'irritation locale produite sur les capillaires
sanguins qui avoisinent les engorgements lymphatiques.

Toutes les affections scrofuleuses sont caracté-
risées par le gonflement qui dénote toujours un
engorgement : gonflement de la lèvre supérieure,
du nez, des glandes du cou, des aînes, etc. ;
gonflement des ganglions mésentériques dans le
carreau, des os dans le rachitis, et des articulations dans les tumeurs blanches ; épaississe-
ment de la peau dans les dartres scrofuleuses,
etc., etc. Enfin, il ne se présente pas un seul
symptôme des scrofules qui ne soit caractérisé
par *un engorgement produit par la stagnation de
la lymphe, et dont le gonflement et l'induration
sont la preuve.* Or, comme la lymphe n'a pas,
dans sa circulation, la même activité que le sang,
il est facile de comprendre que les engorgements
qu'elle produit doivent se faire avec beaucoup
plus de lenteur, et que les désordres qui en résultent ne peuvent jamais avoir cette marche
aiguë que l'on remarque dans les engorgements
sanguins.

Concluons donc, d'après cette théorie, dé-

montrée par l'évidence des faits, que l'énergie du
système sanguin, d'où résulte la trop grande
quantité de sang, produit les engorgements inflammatoires ou sanguins, et que l'énergie du
système lymphatique, d'où résulte la trop grande
quantité de lymphe, est cause des scrofules ou
engorgements lymphatiques.

Le docteur Lugol prétend que la maladie scrofuleuse est produite par un virus *sui generis* (d'une
espèce particulière), non contagieux, mais héréditaire.

Quant à l'hérédité et la non contagion, je suis
de son avis ; mais, pour le *virus*, je n'en vois
point. On naît de parents lymphatiques et on
vient au monde scrofuleux, rien de plus naturel :
on a hérité du tempérament qui a amené la maladie, sans qu'aucun virus s'en soit mêlé.

Un individu, très bilieux, fait un enfant du
même tempérament que lui, et chez lequel l'ic-
tère est fréquente; comme on sait que la bile est
la cause de la jaunisse, on n'a jamais pensé de
dire qu'elle était produite par un virus.

J'ai connu une famille très sanguine, dans laquelle le grand-père, le père et deux enfants sont
tous morts d'apoplexie foudroyante, vers l'âge de
40 ans. Aurait-on osé dire que ces individus
avaient hérité du virus de l'apoplexie? Non, sans
doute, parce qu'on savait qu'ils avaient hérité
du tempérament sanguin, qui avait causé la congestion vers le cerveau et la mort.

Je pense donc que si la cause des scrofules a été attribuée à un virus *sui generis*, c'est que la véritable cause, qui n'est que la prédominance de la lymphe, était ignorée, et que le mot *virus*, qui n'admet point d'explication, était un moyen plus facile de résoudre la question.

Il existe encore une autre cause des engorgements lymphatiques, que ma pratique m'a mis à même d'observer et auxquels j'ai donné le nom de *Scrofules locales*. Ces engorgements sont produits par un tiraillement, une pression, un coup, ou tout autre effet qui a exercé une action mécanique sur le trajet des vaisseaux lymphatiques. Lorsque l'affection scrofuleuse dépend de cette cause, elle est bien plus difficile à guérir, parce qu'étant produite, pour ainsi dire, par une dégénérescence locale des tissus, les effets du traitement interne n'ont plus le même résultat sur la partie malade.

Nous ajouterons à ces causes les *circonstances déterminantes*, qui ne font point partie des causes, mais qui souvent leur servent d'auxiliaires.

Quant à la contagion, que le vulgaire redoute, elle ne peut avoir lieu : la cause des scrofules le prouve ; et de plus, des expériences ont été faites à la Salpétrière et à l'hôpital Saint-Louis, par MM. Pinel et Alibert, sans que les individus mis en contact avec des scrofuleux aient gagné la maladie.

Le professeur Richerand affirme que les enfants scrofuleux, reçus à Saint-Louis, partagent les récréations et les repas des autres enfants de la maison, sans que cette cohabitation et ces contacts répétés aient jamais propagé la maladie.

Enfin, M. Le Pellier, en expérimentant sur lui-même, s'est inoculé, soit du pus des ulcères scrofuleux, soit de la sérosité qui s'accumule sous l'épiderme, après l'application d'un vésicatoire sur des sujets affectés d'écrouelles, et il n'a jamais éprouvé aucun symptôme des scrofules.

D'après ces faits, il est donc prouvé que l'on peut impunément toucher les scrofuleux, boire et manger après eux, dans les mêmes vases, sans craindre aucun résultat fâcheux. Cette vérité me semble utile à répandre, dans l'intérêt des scrofuleux, qui sont déjà assez à plaindre, sans que la société ajoute encore à leur malheur en les repoussant de son sein.

TRAITEMENT DES SCROFULES.

Si je citais tous les moyens qui ont été employés pour traiter les scrofules, depuis que cette maladie est connue (sans parler du privilège que les rois de France et d'Angleterre avaient jadis de guérir les écrouelles *en les touchant*), je crois

que je passerais en revue tous les médicaments,
non compris le nombre prodigieux de *spécifiques*,
tous plus absurdes les uns que les autres, et qui,
pendant des siècles, ont trompé l'espoir des malades. Le temps en a fait justice : les spécifiques
ont disparu, mais la maladie est restée.

Je ne parlerai pas non plus d'une foule de soi-
disant médecins, exploitant la crédulité publi-
que, et qui, s'annonçant pour guérir, *par une
méthode végétale,* les *maladies secrètes* et les
dartres, ont ajouté, depuis quelque temps, sur
leurs affiches : *Et les scrofules !* Des médecins,
comme ceux-là, qui traitent *tout,* ne guérissent
rien.

Lorsqu'en 1827 je publiai mon premier Mémoire sur le traitement des scrofules, depuis fort
longtemps aucun moyen nouveau n'avait été proposé contre cette affection ; plusieurs médecins,
au contraire, convaincus de l'impossibilité de la
guérir, déclaraient cette maladie *incurable.* Depuis que j'ai fait connaître les résultats de ma
nouvelle méthode, l'attention des praticiens a été
éveillée, et plusieurs, enhardis sans doute par
mes succès, ont publié des Mémoires sur le traitement des scrofules.

En 1829, le docteur Sat-Desgallières dédia au
roi Charles X une *nouvelle Théorie de la maladie
scrofuleuse,* dans laquelle il a reproduit et en-
tassé tout ce qui avait été dit sur le traitement
des scrofules. Voulant pourtant justifier le titre,

il conclut, en finissant son livre, *que jamais les indigents ne guériront de cette maladie* (prophétie peu consolante pour l'espèce humaine indigente, qui malheureusement est la plus nombreuse), et il affirme que la cause des scrofules *dépend du foie qui fait mal ses fonctions.* J'ai ouvert un grand nombre de scrofuleux morts à tous les dégrés de la maladie, et j'ai toujours trouvé le foie parfaitement sain et dans son état naturel; or, il est à présumer, et l'expérience le prouve, qu'un organe sain doit bien faire ses fonctions, et je ne pense pas qu'un foie qui n'est point malade puisse être la cause d'une maladie aussi grave que l'affection scrofuleuse.

Si le docteur Desgallières a voulu se spécialiser en publiant un ouvrage sur les scrofules, du moins il n'a donné dans le monde qu'un livre; et comme un livre ne peut agir physiquement sur nos organes qu'en fatiguant la vue, ou en provoquant le sommeil, il n'en résultera jamais un grand mal pour l'humanité; il n'en est pas ainsi de l'iode, que plusieurs médecins administrent maintenant contre les scrofules, sur la foi de ses prétendus succès.

L'IODE est un corps simple, découvert en 1813 par M. Courtois dans les eaux mères de la *Soude de Varech.*

Le docteur Coindet, médecin à Genève, est le premier qui ait employé l'iode comme médica-

ment, qui eut, dit-on, un succès très marqué dans
le traitement du *goître*.

Depuis, d'autres médecins, croyant sans doute
voir de l'analogie entre le goître et les scrofules,
quoique ces deux affections n'aient aucun rapport entre elles, employèrent l'iode comme anti-
scrofuleux, et l'administrèrent intérieurement et
extérieurement, soit dans une tisane, soit en
pommade, bains ou vapeur.

Il est en médecine, comme dans les autres
sciences, des enthousiastes qui, dès qu'un médicament nouveau produit quelques légers sou-
lagements à une maladie, exagèrent ses résultats,
sans faire attention à ses inconvénients, et lui
donnent les noms de *divin*, d'*incomparable*, jusqu'à ce que le temps et la vérité, en le mettant
à sa juste valeur, le fassent tomber dans l'oubli,
ou le proscrivent comme plus dangereux qu'utile.

Sans vouloir décider si ce sort est réservé à
l'iode, je vais faire connaître les résultats des
recherches que j'ai faites sur ce médicament.

En observant avec soin les effets de l'iode sur
l'organisation de l'homme, il m'a paru prouvé
qu'il n'agissait extérieurement que comme cau-
térisant à l'instar du nitrate d'argent fondu, et
intérieurement que comme astringent, comme
desséchant, si je puis m'exprimer ainsi, de tout
le système glanduleux. D'où résulte 1° l'atrophie,
des glandes bronchiques, qui par cet effet ne
répandant plus les mucosités qu'elles secrètent

sans doute pour lubrifier les bronches, déterminent la bronchite chronique, et par suite la phthisie pulmonaire.

J'ai guéri plusieurs scrofuleux qui, avant d'être confiés à mes soins, avaient été traités inutilement par l'iode, et auxquels j'ai été obligé, avant de les soumettre à mon traitement, d'administrer pendant plusieurs mois les adoucissants et les délayants, pour calmer les accidents inflammatoires qui avaient été déterminés par l'iode, soit sur les poumons, soit sur le tube intestinal, en produisant une gastro-entérite chronique.

Le docteur Lair, qui emploie l'iode contre les engorgements de l'utérus, dit dans une brochure qu'il a publiée sur ce sujet, que, si l'on s'aperçoit qu'il produise de la toux, une chaleur brûlante à la peau et un amaigrissement rapide, il faut le cesser aussitôt, dans la crainte de déterminer la phthisie pulmonaire.

L'iode a pour second inconvénient de produire l'atrophie des glandes mammaires chez la femme et des tes..... chez l'homme, d'où résulte chez ce dernier l'*impuissance*.

Le docteur Magendie, dans son Formulaire, à la page 161, s'exprime ainsi : « Outre les pro- « priétés thérapeutiques de l'iode, un de ses « effets le plus remarquables, lorsque l'on en a « continué l'emploi pendant quelque temps,

« c'est la diminution de volume des glandes
« mammaires chez la femme et des test..... chez
« l'homme. »

Je tiens de M. Guérin (1), qui a été pharmacien pendant plusieurs années à l'hôpital St.-
Louis, qu'il a entendu fréquemment des scrofuleux, soumis au traitement par l'iode, se
plaindre d'avoir perdu entièrement les facultés
viriles. On sait qu'en général les malades des
hôpitaux sont presque tous de la classe ouvrière
du peuple ; et pour que ces gens-là, qui s'ob-
servent peu, aient pu s'apercevoir de leur état
d'impuissance, il fallait qu'il fût bien sensible.

Un ecclésiastique, âgé de quarante-un ans,
éprouvant des désirs fort contraires à ses vœux
de chasteté, et ne voulant point s'y livrer, vint
me consulter pour savoir si la médecine n'aurait
pas des moyens de le rendre *impuissant*. Ce mot
rappelant à mon souvenir les effets de l'iode, je
conçus le projet d'employer ce médicament pour
remplir le but que désirait atteindre cet ecclésiastique. Je lui fis donc prendre l'iode intérieurement, dans une tisane appropriée. Avant le
troisième mois de son emploi, les désirs éroti-
ques étaient déjà calmés, et huit mois de ce traitement amenèrent l'impuissance la plus com-
plète. — J'ai revu ce prêtre, deux ans après, et

(1) Pharmacien, rue de la Monnaie, n. 19.

il m'a assuré que ses facultés viriles n'étaient point revenues.

Je viens de signaler les inconvénients de l'iode, examinons maintenant ses avantages :

L'iode jouit de la réputation d'avoir guéri le goître ; je dis *avoir guéri*, parce que les renseignements que j'ai eus sur cette affection m'ont appris que les personnes attaquées du goître avaient éprouvé de la diminution et même la disparition des tumeurs pendant qu'elles avaient fait usage du remède, mais que, dès qu'elles l'avaient cessé, le goître avait reparu petit à petit, et était revenu, avec le temps, dans l'état où il était avant d'avoir fait le traitement ; que dans les pays qui avoisinent Genève, et où le goître est très commun, on n'emploie presque plus l'iode contre cette affection.

Dans les scrofules, l'iode a eu, dit-on, des résultats avantageux contre l'engorgement des glandes, ulcéré ou non ; mais la carie des os a résisté à ce traitement, et le docteur Alibert m'a dit : « On n'a jamais guéri une carie par l'iode, et on n'en guérira jamais. »

M. Cloquet, alors qu'il était chirurgien à l'hôpital Saint-Louis, m'a assuré que si l'on avait obtenu par l'iode la cicatrisation de quelques caries, c'était dans les cas d'ulcération superficielle des os longs ; mais que les caries qui attaquent les os courts et les articulations *ne pouvaient pas être guéries par l'iode.*

Si l'iode a eu quelques avantages contre les engorgements glanduleux, il a eu souvent aussi le même résultat que pour le goître; c'est-à-dire que dès qu'on en a cessé l'emploi, la maladie s'est reproduite.

J'ai vu plusieurs personnes qui, traitées par l'iode, et parfaitement guéries en apparence, étaient retombées dans le même état scrofuleux au bout de quelque temps.

Dans le mémoire que M. Lugol a lu à l'Académie des sciences, l'individu qui faisait le sujet de l'observation la plus extraordinaire de guérison obtenue par l'iode, est rentré, m'a-t-on dit, à l'hôpital Saint-Louis l'année suivante, et y est mort dans les salles de chirurgie, au dernier dégré de la maladie scrofuleuse.

A diverses époques, et récemment encore, le *muriate d'or* a été préconisé contre les scrofules; mais il a eu le résultat des autres médicaments : quelquefois il a réussi, et le plus souvent il a échoué, surtout dans les cas de carie des os.

J'arrive maintenant au nouveau traitement que j'emploie contre les scrofules.

Comme nous l'avons vu en expliquant la cause des scrofules, si l'énergie du système sanguin détermine les engorgements inflammatoires, la thérapeutique indique, pour les combattre, de diminuer le sang, soit au moyen de la lancette, soit par l'application des sangsues. Mais dans les affections scrofuleuses, dont la trop grande quanlité de lymphe est la cause, il n'existe aucun moyen pour pratiquer la déplétion des vaisseaux lymphatiques. Il fallait donc prendre une autre route, et c'est vers ce but qu'ont été dirigés mes travaux.

En examinant les divers traitements qui depuis plusieurs siècles ont été administrés contre les scrofules, j'ai vu que ceux dont on avait obtenu quelques résultats avantageux, n'avaient dû agir qu'en redonnant au sang assez d'énergie pour contre-balancer la lymphe : d'où j'ai conclu qu'on ne guérirait sans retour les scrofules que *lorsqu'on aurait découvert un traitement qui pût en même temps augmenter l'activité du sang et diminuer la lymphe en empêchant sa formation.*

J'ai fait pendant huit ans des recherches pour obtenir ce résultat ; et, comme de tous les médicaments employés, j'ai jugé que le muriate de baryte était celui dont on avait obtenu le plus constant succès, j'ai renouvelé les essais tentés déjà en Angleterre et en France, et j'ai vu que pour produire des guérisons, dans tous les cas, il manquait à ce sel une suffisante énergie. J'ai donc alors remplacé le muriate de baryte par le *carbonate de baryte*, dont l'action bien plus puissante, à une moindre dose, a eu un résultat complet. Avant moi aucun médecin n'avait employé ce sel comme médicament ; je suis donc le premier qui en ai reconnu et signalé les propriétés anti-scrofuleuses.

C'est principalement contre la carie des os, quelles qu'en soient la cause et la gravité, que les effets de mon traitement ont été les plus remarquables : malgré le grand nombre de malades que j'ai déjà traités, et celui que je traite journellement, je n'ai pas encore échoué contre une seule carie, n'importe la partie des os attaqués, même la carie des vertèbres, quand toutefois il n'y a point d'abcès par congestion.

J'administre le *carbonate de baryte* (préparé par la réunion du chlorate de baryte et du carbonate de soude) à des doses fractionnées et graduées, depuis un quart de grain jusqu'à quatre grains par jour, suivant l'âge du malade, sa faiblesse, et l'état de sa poitrine et de ses voies digestives.

Quant aux effets de mon traitement sur le corps humain, il n'en a point de nuisible : je l'ai observé avec la plus scrupuleuse attention sur un grand nombre des malades qui en ont fait usage, et jamais je n'y ai découvert d'autre action que celle de produire une légère agitation, comme lorsqu'on a pris du thé ou du vin de Champagne. Il augmente toujours l'appétit.

L'un de mes clients, guéri par ma méthode de l'affection scrofuleuse qu'il avait, mais craignant qu'elle se reproduisît, a continué mon traitement interne plus de trois ans après sa guérison, sans en éprouver d'autre effet qu'une santé plus parfaite.

Enfin, je ne puis mieux appuyer ma méthode que par l'approbation de plusieurs médecins qui, après en avoir vu les résultats, m'adressent des malades ; je citerai, entre autres, M. le professeur Marjolin, dont la bienveillante protection se plaît à favoriser les spécialités.

Voulant joindre la pratique à la théorie, je vais donner, à la suite, les observations de plusieurs scrofuleux guéris par ma méthode.

Pour être traité par *correspondance*, il suffit de m'envoyer la description, écrite et bien détaillée, de l'état dans lequel se trouve le malade.

(Je ne reçois, des départements et de l'étranger, que les lettres affranchies). Je donne des consultations, chez moi, tous les jours, de 10 à 11 heures du matin, et de 4 à 5 de l'après-midi.

OBSERVATIONS CLINIQUES
DE GUÉRISONS OBTENUES
PAR L'EMPLOI DU CARBONATE DE BARYTE.

Toutes les fois que pour prouver les résultats d'un traitement, des observations de guérison sont publiées, il faut que le nom et la demeure de chaque personne guérie soient indiqués, afin que l'on puisse vérifier la vérité des faits, en s'adressant directement aux individus désignés.

Quand un médecin n'agit pas ainsi, on doit

considérer les observations qu'il publie, comme *des mensonges*, employés pour abuser de la crédulité des lecteurs et leur faire croire à des guérisons qui n'ont jamais existé.

C'est donc pour que le public soit à même de s'assurer par lui-même de l'authenticité des guérisons que j'annonce, que je n'ai publié dans cette cinquième édition, que les observations des personnes que j'ai pu nommer; malheureusement pour moi, comme il est peu de gens assez au-dessus des préjugés pour avouer publiquement qu'ils ont eu la maladie scrofuleuse, et que je ne publie que les noms des personnes qui consentent positivement à paraître dans mon mémoire, on comprendra pourquoi j'offre un si petit nombre d'observations, en comparaison de la grande quantité de malades que j'ai guéris.

Je dois dire encore à l'appui de mon traitement, que presque toutes ces personnes que je cite, avant de se mettre entre mes mains, avaient déjà consulté les premiers médecins de Paris et des départements, et suivi tous les traitements qu'on leur avait indiqués, sans en avoir éprouvé aucun résultat satisfaisant.

Première Observation. — 1820. (1)

Mlle Giraldon avait eu, jusqu'à l'âge de quatorze

_____

(1) Ce chiffre indique l'année dans laquelle j'ai entrepris le malade.

ans, un engorgement indolent de plusieurs glandes du cou, et de toutes les glandes sous-maxillaires, ainsi que le nez malade et la lèvre supérieure enflée ; à cette époque, les règles parurent et s'établirent régulièrement ; mais à partir de ce moment, les glandes engorgées augmentèrent de volume, le nez et la lèvre supérieure se gonflèrent, et Mlle Giraldon éprouva des douleurs sourdes dans le ventre, qui, au toucher, offrait l'induration superficielle que l'on trouve dans le commencement du carreau.

Tous ces accidents duraient depuis plus d'un an, lorsque je fus appelé pour donner des soins à Mlle Giraldon. Assuré par l'évidence, que l'affection scrofuleuse était la cause de son état, je lui administrai mon traitement, qui, continué pendant 5 mois, amena une guérison parfaite, d'abord du ventre, puis du nez et de la lèvre supérieure, et enfin de la disparition de toutes les glandes engorgées. Cette observation présente le cas remarquable de voir les scrofules prendre plus d'intensité après l'apparition des règles, époque à laquelle on prétend ordinairement que la maladie se guérit d'elle-même ; fâcheuse sécurité, qui, souvent, a conduit les malades à la mort.

Mlle Giraldon, qui a pris le voile par vocation, est maintenant Abesse du couvent des Carmélites de Grenoble.

2ᵉ Observation. — 1823. — M. Richer,

boulevard Bonne-Nouvelle, 25, né d'une mère
lymphatique et d'un père bilioso-nerveux, mais
sains tous deux, fut ramené de nourrice à l'âge
de deux ans, très maigre, et le ventre gros et
dur. Les médecins consultés déclarèrent que
c'était le *carreau*. Pour combattre cette affection,
divers traitements furent employés sans beaucoup
de succès, jusqu'à l'âge de quatre ans ; à cette
époque le ventre diminua, mais les doigts médius
et annulaire de la main gauche se gonflèrent,
et au bout de quelques mois, il s'y forma un
spina ventosa, ulcéré par plusieurs trajets fistuleux.

Bientôt plusieurs abcès se développèrent sur
le pied et la jambe gauches, ainsi qu'au bras du
même côté, ces abcès s'ouvrirent et devinrent
des ulcères; les os du pied gauche se carièrent,
et sous le jarret de la même jambe il se forma un
abcès considérable qui, en s'ouvrant, laissa un
ulcère profond. Dans cet état, le malade fut
confié aux soins des dames religieuses de Saint-
Méry. Pendant que le jeune Richer suivait leur
traitement, il eut le scorbut ; le malade fut alors
conduit à l'hôpital de l'Enfant-Jésus, où on le
guérit du scorbut ; et où il resta dix-huit mois
sans que l'affection scrofuleuse ait éprouvé la
moindre amélioration. Le petit malade fut alors
retiré de l'Enfant-Jésus, et soumis à plusieurs
traitements empyriques qui n'amenèrent aucun
soulagement.

Ce fut à cette époque que les parents du jeune Richer, informés que je m'occupais spécialement des maladies scrofuleuses, m'amenèrent leur enfant, qui présentait l'état suivant :

Apparence d'idiotisme dans toute l'habitude du corps ; intelligence presque nulle ; maigreur extrême ; écoulement muqueux par l'urètre; ulcère au bras gauche, et carie ulcérée des seconde et troisième phalanges des doigts médius et annulaire de la main gauche; ulcère profond situé au jarret de la jambe gauche, que le malade ne peut étendre, et dix autres ulcères répandus sur cette même jambe, dont le pied est contourné et raccourci par la carie qui a détruit plusieurs os. Plus de soixante cicatrices sur le corps du jeune Richer montraient que chez cet individu l'affection scrofuleuse avait porté ses ravages partout.

L'enfant avait dix ans alors, et la maladie durait au moins depuis huit ans ; malgré l'état désespéré dans lequel il était, j'entrepris de le traiter, sans toutefois promettre à ses parents de le guérir.

Je commençai par faire ôter les emplâtres et les onguents dont on recouvrait les plaies, et je les fis remplacer par de la charpie sèche, changée deux fois par jour.

Des bains alcalins furent donnés trois fois par jour aux parties qui étaient le siège des caries. Mon traitement interne fut administré et suivi avec beaucoup d'exactitude. Au bout de huit jours de son emploi, l'écoulement muqueux, qui avait lieu par l'urètre, cessa ; puis petit à petit l'ulcère du bras, ceux de la jambe et du pied, se cicatrisèrent. Le malade reprit de l'énergie, ses forces revinrent, et son intelligence se développa. L'ulcère, situé au jarret se guérit, ainsi que les deux doigts cariés, dont un fut enkilosé, et l'autre resta mou. A partir de ce moment, le jeune Richer grandit beaucoup. Une affection cutanée, qui était restée au poignet gauche, m'engagea à faire continuer le traitement, qui dura en tout à peu près deux ans.

M. Richer se trouvant fort gêné de son doigt annulaire qui était resté mou, j'en ai fait l'amputation en 1826, et la cicatrisation a eu lieu en dix-sept jours.

M. Richer, ainsi que son père, est employé au ministère des finances.

3ᵉ Observation. — 1828. — M. Chambault, rue de la Monnaie, 22, âgé de 19 ans, apprenait l'état de teinturier, et ayant couché pendant six mois dans un séchoir très humide, fut pris d'un engorgement des glandes sous-maxillaires, dont plusieurs s'ouvrirent. Entré à l'hôpital Saint-Louis, M. Chambault y resta quatre mois, pendant lesquels les glandes se cicatrisèrent un peu.

Mais, à mesure que les glandes se cicatrisaient, M. Chambault éprouvait de la gêne dans l'articulation huméro-cubitale gauche, quelques douleurs et un peu de gonflement. Ayant consulté à ce sujet les médecins de la salle où il était, on lui dit que cela se dissiperait en travaillant. M. Chambault sortit donc de l'hôpital et reprit ses occupations. Le gonflement du coude augmenta, et une chute qu'il fit, et dans laquelle ce même coude porta, déterminèrent la carie de l'articulation huméro-cubitale.

Après avoir suivi le traitement des médecins de l'Hôtel-Dieu, sans éprouver de soulagement, M. Chambault rentra à Saint-Louis, dans la salle du docteur Lugol, où il resta dix-huit mois, pendant lesquels le mal empira tellement, qu'il fut déclaré au malade qu'il n'y avait d'autre moyen de le sauver qu'en lui coupant le bras.

M. Chambault, ne voulant point se soumettre à cette opération, sortit de l'hôpital, alla consulter tous les médecins des hospices de Paris, et n'en reçut d'autre conseil que celui de se faire amputer.

A cette époque, M. Guénau, contrôleur aux halles, sachant que je traitais avec succès les maladies scrofuleuses, et s'intéressant à M. Chambault, m'adressa le malade qui présentait l'état suivant : maigreur extrême, fièvre continuelle ; insomnie causée par les douleurs de la carie ; gonflement de l'articulation huméro-cubitale, qui a acquis le volume de la tête d'un enfant ; neuf trajets fistuleux communiquant avec les os cariés d'où s'écoule un pus très abondant, et qui tache en brun les linges du pansement ; de plus, engorgement de plusieurs glandes sous-maxillaires, dont deux sont encore ulcérées.

Soumis à mon traitement, la fièvre cessa promptement, ainsi que les douleurs ; l'enflure du bras diminua petit à petit ; l'embonpoint revint.

M. Chambault, parfaitement guéri depuis plusieurs années, est, aujourd'hui, clerc d'huissier.

4ᵉ Observation. — 1828. — La fille de M. Basquin, herboriste, rue des Deux-Écus, n° 20, âgée de 9 ans, d'un tempérament très lymphatique, avait depuis plusieurs années les glandes sous-maxillaires engorgées et une luxation spontanée non effectuée, de l'articulation iléo-fémorale gauche; les douleurs les plus vives se faisaient ressentir dans toute la cuisse, et la fièvre était presque continuelle.

Le médecin qui soignait Mˡˡᵉ Basquin à cette époque avait prédit que, d'un instant à l'autre, il s'ouvrirait un abcès sur l'articulation, et que la malade mourrait. Je donnai aux parents un espoir plus consolant.

Dès que j'entrepris Mˡˡᵉ Basquin, j'appliquai sur l'articulation un moxa, qui agit comme dérivatif et fit cesser les douleurs. Puis mon traitement fut administré, et au bout de huit mois avait rendu la santé à Mˡˡᵉ Basquin, sauf la luxation, qui était effectuée, mais qui lui permettait de marcher avec des béquilles, sans éprouver la moindre douleur.

J'ai su depuis qu'au moyen d'un soulier à haut talon, Mlle Basquin était parvenue à marcher sans béquilles.

5°. Observation. — 1828. — Belmont, âgé de 5 ans, demeurant rue de Charonne, n° 24, tempérament lymphatique, ayant une glande sous-maxillaire ulcérée et un ulcère à la partie inférieure du dos, ainsi qu'un autre sous le jarret gauche, éprouvait, depuis six mois, des douleurs très vives dans l'articulation du pied gauche, produites par une carie qui avait causé un gonflement considérable, et qui bientôt détermina l'ouverture de plusieurs abcès qui restèrent fistuleux.

La première phalange du pouce et le premier os du métatarse étaient dans le même état de carie que l'articulation. De plus, une ophtalmie très intense le faisait beaucoup souffrir, et la fièvre, résultant de son état, avait amené le sujet au dernier degré de marasme.

Soumise à mon traitement, l'ophtalmie se dissipa en un mois, puis fut suivie de la guérison du pied, qui resta enkilosé, mais dont Belmont peut très bien se servir.

Ce traitement a duré vingt-un mois.

6° Observation. — 1828. — Le fils de M. le comte de Recacho (ex-ministre de la police en Espagne, habitant aux Batignolles, près Paris), âgé de 4 ans et demi, d'un tempérament lymphatique, était malade depuis trois ans d'un engorgement des glandes du cou et d'une carie des vertèbres dorsales, avec gibbosité, paralysie des membres inférieurs et fièvre continuelle. Cet enfant avait été traité par les premiers médecins d'Espagne et de France, sans avoir éprouvé le moindre soulagement.

Lorsqu'il fut confié à mes soins, il était dans un état de marasme effrayant, et la faiblesse était si grande, qu'il ne pouvait pas même se tenir assis; il fallait qu'il fût continuellement couché.

En entreprenant ce malade, je commençai par pratiquer, de chaque côté de la gibbosité, deux cautères, qui furent ouverts au moyen des moxas; quinze jours après, j'en pratiquai deux autres, proche des premiers, et tous quatre rendaient une bonne suppuration. Mon traitement interne avait été commencé en même temps, et seize mois de son emploi amenèrent la guérison. D'abord, le mouvement était revenu dans les jambes; le petit malade avait pu se tenir assis, puis se lever et marcher avec des béquilles, ensuite sans aucune aide; et enfin, cet enfant, au terme de sa guérison, montait tout seul sur les tables, les fauteuils, courait dans le jardin, et avait acquis une force et une agilité surprenantes pour son état.

Depuis le commencement de mon traitement, la gibbosité n'avait point fait de progrès, et s'était consolidée sans avoir augmenté la difformité.

Malheureusement, quatre mois après la guérison bien constatée de cet enfant, il est mort d'une gastro-entérite, qu'il avait contractée en s'exposant à la pluie dans le jardin, et contre laquelle les efforts de l'art ont été inutiles.

7ᵉ Observation. — 1828. Mˡˡᵉ Gremillet, rue de l'Université, 108, malade depuis plusieurs années d'un ulcère occupant la face externe de la jambe gauche, depuis le genou jusqu'à la cheville, ayant détruit la peau et le tissu cellulaire, qu'aux muscles.

Cette affection avait commencé par une dartre croûteuse qui s'était étendue, malgré tous les traitements employés.

8ᵉ Observation. — 1829. — Mˡˡᵉ Leblond, âgée de 6 ans (fille de M. Leblond, receveur de l'hospice civil de Gisors), était malade depuis cinq mois, d'abord d'une carie ulcérée de l'articulation métacarpo-phalangienne du doigt annulaire de la main gauche, puis d'une carie des os du métatarse du pied droit.

Traitée depuis le début de la maladie, à Gisors, et n'éprouvant aucun soulagement, Mˡˡᵉ Leblond me fut amenée en consultation et soumise à mon traitement, qui en dix mois, produisit la guérison de toutes les caries, et la cicatrisation parfaite de tous les trajets fistuleux.

9ᵉ Observation. — 1829. — Mˡˡᵉ Brosse, âgée de 16 ans, était affectée depuis six ans d'une carie ulcérée des os du métatarse du pied gauche.

La maladie avait commencé par un gonflement douloureux du pied, qu'on avait pris pour une

foulure, et sur lequel on avait appliqué des sangsues et des cataplasmes de farine de graine de
lin. Le mal faisait des progrès : on administra
des bains d'eau de tripes. Cinq abcès s'ouvrirent
sur le pied, restèrent fistuleux, et la malade ne
pouvait plus marcher qu'à l'aide de béquilles.

Mlle Brosse, qui habitait la campagne, voyant
que tous les traitements employés n'amenaient
aucun soulagement, vint à Paris, chez M. Ré-
mond, son parent, tapissier aux Menus-Plaisirs
du roi, et fut confiée à mes soins. Elle présentait un gonflement considérable du pied, qui
donnait une suppuration très abondante par un
trajet fistuleux, communiquant aux os cariés;
douleurs vives dans tout le pied ; impossibilité de
le poser sur le sol ; pâleur, maigreur extrême, et
les règles supprimées depuis six mois.

Par l'effet de mon traitement, les règles repa-
rurent au bout de six semaines, et s'établirent
régulièrement ; l'appétit et l'embonpoint revinrent ; les douleurs du pied cessèrent, la suppuration diminua, et enfin, la guérison eut lieu
en six mois. Mlle Brosse retourna dans sa pro-
vince, et s'y livra aux travaux de la campagne,
comme si son pied n'eût jamais été malade. Elle
s'est mariée depuis, et demeure maintenant chez
M. Leys, tapissier, rue de Surêne, 29, près
l'église de la Madeleine.

10e Observation. — 1829. — M. Margue-
rie, rue de Vaugirard, n° 45, âgé de 13 ans, d'un

tempérament lymphatique, malade, depuis quatre ans, d'un engorgement des glandes sous-maxillaires, qui ont acquis le volume du poing.

Ce malade, avant d'être confié à mes soins, avait vu tous les premiers médecins de Paris, entre autres MM. Dubois et Dupuytren, sans que les traitements prescrits par eux aient produit le plus léger soulagement.

Soumis à mon traitement, la guérison a eu lieu en quatorze mois.

11ᵉ Observation. — 1829. — Mˡˡᵉ Giboury, âgée de 3 ans, fille de M. Giboury, marchand épicier, rue Saint-Denis, n° 339, avait depuis plus d'un an une carie ulcérée des os du tarse gauche, et une exostose du métatarse du même pied.

Cet enfant était traité depuis le commencement de la maladie par le médecin de la maison, qui, à force de cataplasmes et de sangsues, avait aggravé le mal au lieu de le soulager.

Confiée à mes soins, en huit mois de traitement, la carie fut cicatrisée, l'exostose affaissée.

Quelques glandes sous-maxillaires qui étaient engorgées disparurent aussi.

12ᵉ Observation. — 1829. — Le fils de M. Curot (à Seure), avait depuis deux ans un engorgement ulcéré des glandes sous-maxillaires gauches, et derrière l'oreille, du même côté, une glande engorgée, de la grosseur d'un œuf de de pigeon.

De plus, une carie ulcérée de l'articulation huméro-cubitale gauche, deux ulcères sur la main correspondante, et sur le bras droit cinq ulcères : un au coude, deux à l'avant-bras, et deux sur la main.

La jambe gauche offrait un ulcère qui prenait depuis le talon jusqu'au mollet.

La jambe droite avait une carie ulcérée de l'articulation tibio-tarsienne.

Le sommet de la tête présentait une teigne croûteuse, divisée en deux parties, de la grandeur chacune d'une pièce de 2 francs.

Cinq mois de mon traitement ont produit la guérison de ce malade.

13ᵉ Observation. — 1829. — La demoiselle de M. Fine (receveur à Saint-Claude), âgée de dix-huit ans, éprouvait depuis l'âge de dix-huit mois une ophtalmie, qui passait d'un œil à l'autre, se dissipait quelque temps, et se reproduisait de nouveau avec plus d'intensité à chaque printemps.

De plus, depuis l'âge de douze ans, plusieurs glandes sous-maxillaires s'étaient engorgées.

La malade avait été traitée par les vésicatoires, et tous les remèdes internes que l'on administre ordinairement contre les scrofules, sans éprouver le moindre soulagement. Confiée à mes soins, par correspondance, en trois mois de mon traitement l'ophtalmie fut guérie, et les glandes engorgées totalement dissipées.

14. Observation. — 1829. — Le fils aîné de M. Renaud, fabricant de bronze, rue de Touraine, 9, au Marais, âgé de 6 ans, malade depuis deux ans, d'abord d'un engorgement au-dessous du mollet droit, qui se termina par un abcès, et fut suivi de trois autres, qui s'ouvrirent en descendant jusqu'au talon; ensuite, d'une carie fistuleuse et ulcérée des os du même pied, qui offre sept trajets fistuleux et un gonflement considérable de l'articulation, puis d'une spina-ventosa du petit doigt de la main gauche, et d'une carie de la partie inférieure interne de l'humérus gauche; en dernier lieu, d'une carie ulcérée de la partie antérieure du cubitus du bras droit.

15° Observation. — 1829. — M. Sauvageau, rue Vieille-du-Temple, 133, âgé de neuf ans, malade depuis l'âge de six ans, d'une carie fistuleuse des os du carpe de la main droite.

Jugé incurable par le docteur Vinchon.

16° Observation. — 1829. — M. Labru, à Melun, âgé de 22 ans, malade depuis quatre ans, d'abord d'une carie du dernier os du métatarse du pied droit, puis d'une enflure du genou gauche, et ensuite d'une carie de l'humérus droit, dont plusieurs portions d'os sont sorties par un trajet fistuleux qui existe à la partie supérieure et interne du bras.

17° Observation. — 1830. — M. Lesueur, rue de Breda, n° 22, âgé de 14 ans, malade depuis douze ans, avait eu d'abord une ulcération croûteuse des narines et de la lèvre supérieure, puis plusieurs engorgements ulcérés des glandes du cou et une carie ulcérée de la partie inférieure du tibia de la jambe droite.

Ce malade avait subi tous les traitements connus contre l'affection scrofuleuse, entre autres l'iode, administré pendant neuf mois, sans avoir obtenu la moindre amélioration dans son état, qui empirait chaque jour.

Présenté au commencement de l'année 1830 au collège Louis-le-Grand pour y être admis comme pensionnaire, il fut refusé par le docteur Husson, médecin de l'établissement, qui déclara son état scrofuleux à un trop haut dégré pour être reçu dans aucun collège.

Ce fut à cette époque qu'on le confia à mes soins. Mon traitement, commencé le 10 février 1830, et suivi avec exactitude, amena en sept mois de temps la guérison, d'abord des ulcères du cou, puis de la carie du tibia. Cette cure a eu lieu sous les yeux du général Claparède, chez qui ce jeune homme demeurait.

M. Lesueur entra alors au collège Louis-le-Grand, où le docteur Husson, en le revoyant, et après l'avoir bien examiné, ne put s'empêcher, en signant son certificat de santé, de témoigner sa surprise de voir une cicatrisation aussi solide, opérée en si peu de temps.

18ᵉ Observation. — 1830. — Mˡˡᵉ Frémont, rue Royale, n° 68, à Versailles, âgée de trois ans, malade depuis quatre mois d'une ophthalmie des deux yeux et d'un engorgement ulcéré des glandes sous-maxillaires.

Guérie en huit mois de traitement.

19ᵉ Observation. — 1830. — Mˡˡᵉ Aubert, rue des Grès, 20, ou rue Gît-le-Cœur, 9, âgée de 14 ans et demi, malade depuis quatre ans d'une tumeur blanche du genou gauche, avec deux trajets fistuleux, et d'un ulcère profond, occupant le dessus du pied droit et s'étendant jusqu'aux doigts.

20ᵉ Observation. — 1830. — Mˡˡᵉ Saulnier, rue des Martyrs, n° 5, âgée de cinq ans, malade depuis deux ans d'une ophthalmie des deux yeux, et d'un engorgement glanduleux à la joue droite.

Éruption de pustules scrofuleuses à la partie postérieure du cou et sur le corps.

Mon traitement, administré pendant cinq mois, a amené la guérison, d'abord de l'ophthalmie, puis des pustules, et la disparition de la glande engorgée.

21ᵉ Observation. — 1830. — M. de Frais-nois, à Besançon, rue St-Vincent, âgé de 12 ans et demi, était malade, depuis sa naissance, d'abord d'un engorgement ulcéré des glandes sous-maxillaires, puis d'une carie ulcérée de l'articu-lation humérocubitale droite, ainsi que de la partie inférieure du cubitus du même bras, et d'une autre carie ulcérée de la partie inférieure et interne de l'humérus gauche.

Ce malade, traité inutilement par les médecins de Besançon et des eaux de Bourbonne, vint à Paris, et fut placé dans la pension de M. Romtain (successeur de M. Durand, faubourg Saint-Martin) pour y être confié à mes soins.

A cette époque il offrait : amaigrissement extrême, fièvre et toux continuelle avec expectoration de crachats indiquant la dégénérescence tuberculeuse des poumons.

Dès le premier mois de mon traitement, la fièvre cessa, l'appétit revint, puis la toux et l'expectoration diminuèrent et cessèrent entièrement les mois suivants, et la guérison fut parfaite en cinq mois de traitement.

Ce jeune homme est le neveu de M. de Ferrière, ex-chef d'escadron des cuirassiers de la garde impériale et de M. l'abbé de Villaire.

22ᵉ Observation. — 1830. M. Michon, rue du Palais-de-Justice, à Melun, âgé de quinze ans, avait depuis plusieurs années une dartre scrofuleuse, qui occupait la partie inférieure de l'oreille gauche et s'étendait jusqu'à la moitié de la joue du même côté. Traité inutilement par plusieurs médecins, M. Michon fut amené par son père à Paris, rue de Chaillot, n° 15, et confié à mes soins. En deux à trois mois de traitement, la dartre avait disparu, et depuis qu'il est guéri, aucun symptôme de la maladie ne s'est reproduit.

23° Observation. — 1830. — Mlle Augier, âgée de 6 ans, malade depuis l'âge de 2 ans, d'abord d'une carie fistuleuse des os du pouce du pied gauche, puis d'une carie du premier os du métatarse du même pied; carie de la partie inférieure du tibia de la jambe droite; carie ulcérée des os du carpe et du métacarpe de la main droite, ainsi que de l'articulation huméro-cubitale gauche.

De plus, ulcération des glandes sous-maxillaires, et carie fistuleuse de l'os de la pommette gauche, à la partie qui forme le bord inférieur de l'orbite.

Pendant que je traitais cette malade, elle demeurait faubourg Saint-Martin, n° 184; ayant perdu son père et sa mère en peu de temps, elle a été adoptée par un de ses parents, et habite maintenant à Villiers-Adam.

24° Observation. — 1830. — Mlle Watrigant, rue Fontaine-Saint-Georges, n° 6, âgée de 12 ans, malade depuis l'âge de 2 ans :

1° D'une carie fistuleuse de l'articulation huméro-cubitale gauche;

2° D'une carie ulcérée du carpe et du métacarpe de la même main, et du doigt médius;

3° Carie du bord externe et inférieur de l'orbite de l'œil droit;

4° Carie de l'os de la mâchoire inférieure, qui est détruit dans presque sa totalité;

5° Carie fistuleuse de la tête de l'humérus

droit, et de l'articulation huméro-cubitale du même bras;

6° Carie ulcérée du cubitus droit, à sa partie inférieure, ainsi que du premier os du métacarpe, et des os du doigt annulaire;

Plusieurs cicatrices aux bras, aux cuisses et aux jambes, annoncent que la maladie a porté ses ravages partout.

Fièvre, marasme, dévoiement. Déclarée *incurable* par tous les médecins des hôpitaux auxquels elle avait été présentée.

25ᵉ Observation. — 1830. — M. Belval, rue de la Marre, n° 34, ou rue des Rigoles, n° 1, à Belleville, âgé de 3 ans, malade depuis un an, d'une tumeur blanche du genou droit, avec quatre fistules;

Amaigrissement considérable et fièvre continuelle.

26ᵉ Observation. — 1830. — Mˡˡᵉ Aymable, rue Montgolfier, n° 14, âgée de 7 ans, malade depuis l'âge de deux ans, d'une carie fistuleuse du premier os du métacarpe de la main droite; d'une carie ulcérée du doigt annulaire de la main gauche, et d'une carie des os du métatarse du pied gauche.

Traitée, avant moi, sans succès par l'iode.

27ᵉ Observation. — 1330. — M. Huë, chez M. Coquérand, rue de l'Évêché, à Coutance, âgé de 22 ans, affecté depuis six ans, d'un engorgement considérable des glandes sous-maxillaires, et du creux de l'aisselle de chaque côté.

Ayant déjà subi plusieurs traitements sous l'influence desquels les glandes ont augmenté de volume.

28ᵉ Observation. — 1830. — Mˡˡᵉ Élisa Duval, à Compiègne (s'adresser à M. Lefèvre, marchand de vin en gros, rue d'Ardoise), âgée de 17 ans, affectée depuis six ans, d'un engorgement des glandes du cou, et d'une ophthalmie, qui existe depuis huit ans.

Avant de se confier à mes soins, cette demoiselle avait été traitée à Saint-Louis, par l'iode, pendant six mois.

29ᵉ Observation. — 1830. — Mˡˡᵉ Guion, vieille route de Neuilly, 3 et 4 aux Thermes, âgée de 13 ans, malade depuis 18 mois, d'une carie des os de la seconde phalange du pouce de la main gauche, et du dernier os du métacarpe de la main droite; au pied gauche, d'un gonflement des os du métatarse.

30ᵉ Observation. — 1831. — M. Charles André, doreur sur cuir, place du Palais-Royal, 231, âgé de 14 ans, malade depuis deux ans d'une dartre lymphatique, occupant le bord des lèvres, tout autour de la bouche.

Traité avant moi par le baron Alibert, au moyen de la pierre infernale, qui avait été appliquée vingt-quatre fois.

31ᵉ Observation. — 1831. — M. Guerrier, à Illiers, Eure-et-Loir, près Chartres, âgé de 20 ans, affecté depuis deux ans, d'un engorgement des glandes de la partie latérale gauche de la mâchoire et du cou, dont plusieurs ont acquis la grosseur du poing.

Ce malade avait été traité par l'iode, qui avait produit la fièvre et de la toux.

Cette cure a eu lieu sous les yeux du docteur Lanelongue, médecin de l'endroit, qui m'avait recommandé ce malade.

32· Observation. — 1831. — Mlle Henry, rue de la Calandre, 24, âgée de 16 ans, malade depuis 7 ans et demi, d'une carie ulcérée de l'os de la mâchoire inférieure, et d'un engorgement des glandes zygomatiques du côté gauche.

33· Observation. — 1831. — M. Julien, fils de M. Julien directeur du bureau des nourrices, faubourg Saint-Denis, n° 19, âgé de sept ans, malade depuis six mois d'une carie ulcérée des os du métatarse du pied gauche.

34· Observation. — 1831. — Mlle Leportier, à Versailles, rue Royale, n° 64, âgée de onze ans, malade depuis cinq ans, d'abord d'une ophthalmie des deux yeux, puis d'une dartre croûteuse à la partie latérale antérieure et inférieure gauche du cou, et derrière l'oreille droite.

Traitée à l'Enfant-Jésus, à deux fois différentes, pendant six à huit mois.

35· Observation. — 1831. — M. Hebrard, rue Saint-Jacques, n° 241, âgé de cinq ans, malade depuis neuf mois d'une carie ulcérée des os du métacarpe de la main droite et des doigts médius et annulaire de la main gauche. Ulcération du nez.

36ᵉ Observation. — 1831. — M. Guerin, à Versailles, rue Royale, nº 85, âgé de onze ans, malade depuis huit ans d'une dartre lymphatique répandue sur tout le corps.

37ᵉ Observation. — 1831. — Mˡˡᵉ Dubourjal, chez M. Deur, rue Mouffetard, 184, âgée de onze ans et cinq mois, malade depuis l'âge de trois ans, d'une ophthalmie des deux yeux, qui, lorsque je lui ai commencé mon traitement, la privait entièrement de la vue.

38ᵉ Observation. — 1831. — Mˡˡᵉ Faigneau, chez Mᵉ Bonnet, faubourg Saint-Martin, 54, âgée de seize ans et demi, affectée depuis l'âge de huit ans, d'un engorgement ulcéré des glandes du cou.

Cette malade avant d'être confiée à mes soins, avait été traitée à l'Enfant-Jésus, pendant vingt-neuf mois, ensuite par le docteur Lugol, sous l'influence duquel traitement une ophthalmie survint et une augmentation considérable des glandes, dont trois s'ouvrirent.

39ᵉ Observation. — 1832. Mˡˡᵉ Guyot (s'adresser à Paris, à M. Delabarre rue Tronchet, 13) âgée de quinze ans, malade depuis trois ans d'une carie ulcérée des os du carpe et du métacarpe de la main gauche.

Avant d'être confiée à mes soins, cette demoiselle avait été traitée par le docteur Lugol, pendant huit mois, à Saint-Louis, et en était sortie plus malade qu'en y entrant.

40° Observation. — 1832. — Mad. veuve Duval du Cau, rue de l'Orangerie, 49, à Versailles, âgée de 74 ans, affectée depuis sept mois d'une dartre lymphatique qui occupe le bras droit et une partie du bras gauche.

41° Observation. — 1832. M. Leheureux, âgé de huit ans et demi, malade depuis six mois d'une ophthalmie des deux yeux et d'un gonflement considérable des articulations tibio-fémorales.

J'ai traité cet enfant à la maison de santé du docteur Blanche, à Montmartre, qui a été témoin de la guérison.

42° Observation — 1832. — M. de Lafontaine, officier au 4° régiment de hussards, âgé de vingt-sept ans, malade depuis six mois d'un engorgement des glandes sous-maxillaires droites et parotide gauche, qui sont toutes ulcérées, et ont produit un décollement de la peau qui a envahi tout le dessous de la mâchoire.

43° Observation — 1832. — Mlle Lefèvre, rue Maison-Neuve, 6, âgée de cinq ans, malade depuis dix-huit mois, 1° d'une carie ulcérée du troisième os du métacarpe de la main gauche et des os du doigt médius de la même main; 2° d'une carie fistuleuse du premier et dernier os du métacarpe de la main droite; 3° d'un spina-ventosa du doigt médius de la même main ; et enfin d'une carie des vertèbres lombaires, qui a produit une gibbosité.

44ᵉ Observation — 1832. — Les trois sœurs : Sophie Perceval, rue Aumaire, 30, âgée de seize ans et demi, ayant depuis neuf mois un engorgement fistuleux de la glande mammaire gauche.

Eléonore Perceval, âgée de huit ans et demi, malade depuis un an d'une ophthalmie avec gonflement et ulcération de la lèvre supérieure et du nez, et d'un ulcère à la partie postérieure de la jambe gauche.

Irma Perceval, âgée de sept ans, malade depuis dix-huit mois d'une carie ulcérée des os du tarse et du métatarse du pied droit.

Ces trois sœurs avaient été traitées par l'iode.

45ᵉ Observation — 1832. — M. Chanteur, rue Laborde (autrefois des Grésillons), 6, âgé de vingt-neuf ans, ayant depuis son enfance un engorgement des glandes de la partie latérale gauche du cou, dont l'une ouverte à Beaujon, il y a quinze mois, et restée fistuleuse depuis cette époque.

46ᵉ Observation — 1832. — M. Vernillet, rue des Cinq Diamants, 18, âgé de dix ans, malade depuis huit mois d'une carie ulcérée des os du métacarpe de la main droite, et, de plus, d'un abcès sous le menton et d'un autre au bras droit. Traité par le docteur Lugol.

47ᵉ Observation — 1832. — M. Robinet
Maraicher, rue Fondarabie, au Grand-Charonne,
âgé de treize ans, malade depuis six à huit mois
d'une carie fistuleuse de la partie supérieure de
l'humérus droit, avec décollement considérable
des muscles de l'épaule, et épanchement de pus
dans l'articulation.

Lorsque j'ai entrepris ce jeune homme il était
abandonné des médecins, et voué à une mort
certaine : au dernier dégré de marasme, dévoré
par une fièvre continuelle, n'ayant aucun repos,
par les douleurs de son bras dont la suppuration
était tellement abondante qu'à chaque pansement,
renouvelés trois et quatre fois par jour, il coulait
par terre, comme d'une fontaine, au moins deux
grands verres de pus.

48ᵉ Observation — 1832. — Mˡˡᵉ Désirée,
rue Guisarde, 15, âgée de vingt-un ans, malade
depuis l'âge de deux ans et demi d'une ophthalmie des deux yeux.

Traitée d'abord à l'Enfant-Jésus pendant deux
ans, puis à Saint-Louis, par le docteur Lugol.

49ᵉ Observation — 1833. — M. Aubert,
menuisier, âgé de vingt-quatre ans, rue Git-le-
Cœur, n° 9, ayant travaillé longtemps dans des
lieux humides et froids, fut pris tout-à-coup d'un
engorgement des glandes inguinales gauches,
qui lui causait de la douleur en marchant. Il
consulta un médecin qui lui prescrivit l'emploi

des cataplasmes de farine de graine de lin, et l'application , sur l'engorgement, de quinze à vingt sangsues, renouvelée plusieurs fois.

Ce traitement, continué pendant six semaines, augmenta l'engorgement au point que M. Aubert ne pouvait presque plus marcher, ni même se tenir assis.

Comme j'ai guéri sa sœur, qui avait une carie du genou (1), Aubert vint me consulter; sachant de lui qu'il avait eu dans sa jeunesse les glandes du cou engorgées, je considérai sa maladie comme dépendant des scrofules , et lui administrai mon traitement, qui, en moins d'un mois, fit revenir les glandes inguinales à leur état naturel.

50° Observation. — 1333. — Le fils de Madame la marquise d'Ussel, rue Pontoise, 6 bis, âgé de neuf ans et demi, malade depuis deux ans et demi d'une carie fistuleuse de l'articulation huméro-cubitale gauche, et depuis un an, d'une carie ulcérée du premier os du métacarpe de la main droite.

Traité avant moi par le docteur Lugol.

51° Observation.— 1833. —Mlle Simonnot, rue des Écouffes, 16 , âgée de douze ans , malade depuis le mois d'octobre 1832 d'une carie ulcérée des os du tarse et métatarse du pied gauche , avec fièvre, amaigrissement et douleurs vives du

(1) Voir l'observation 19°.

pied gauche, qui la mettent dans l'impossibilité de pouvoir marcher , même avec des béquilles.

52ᵉ Observation — 1833. — M. Charpentier, à Crécy , Seine-et-Marne, âgé de dix-huit ans, ayant depuis son enfance, une ophthalmie des deux yeux.

Lorsqu'on m'amena ce malade , il était entièrement privé de la vue , par plusieurs abcès qui se trouvaient sur la cornée , et il sortait de l'hopital Saint-Louis , où il avait été traité pendant dix-huit mois par le docteur Lugol.

53ᵉ Observation. — 1833. — Mˡˡᵉ Hermont, rue Tiquetonne, 15 , âgée de dix ans , ayant , depuis trois ans une ulcération du nez, et depuis trois ans et demi une ophthalmie des deux yeux.

54ᵉ Observation. — 1833. — M. Spiers , hôtel Rignolles , à Calais , âgé de treize ans , malade depuis deux ans d'une ophthalmie , qui passe alternativement d'un œil à l'autre.

Lorsque j'ai entrepris ce jeune homme , il avait l'œil gauche fermé sans pouvoir l'ouvrir ni supporter la lumière, et le milieu de la cornée transparente était le siège d'une tache opaque qui l'empêchait de distinguer aucun objet.

55ᵉ Observation. — 1834. — M. Coldre, rue Mouffetard, 292, âgé de sept ans et demi, malade depuis dix mois d'un engorgement crouteux du nez et de la lèvre supérieure ; puis d'un gonflement de l'os maxillaire supérieur gauche , et des os du nez de ce côté.

56ᵉ Observation. — 1834. — Alfred Carré, fils de M. Carré, sous-chef au ministère des finances, rue de Ponthieu, 20, âgé de huit ans, malade depuis deux ans d'une tumeur blanche du genou avec fistule, résultat d'une incision, et qui depuis s'est compliquée de plusieurs autres fistules ; désorganisation de la rotule, et déviation du tibia sur le fémur.

Fièvre, marasme ; douleurs dans le genou, qui ne laissent au malade de repos ni jour ni nuit, dévoiement.

Le docteur Auvity, médecin du roi, avait déclaré cet enfant *incurable*, et voué à une mort certaine.

57ᵉ Observation. — 1834. — M. Bion, marchand cordonnier, carrefour de la Barre, à Chatellerault, âgé de douze ans, malade depuis deux ans d'un gonflement douloureux des os de l'articulation tibiotarsienne droite, qui l'a mis dans l'impossibilité de pouvoir marcher.

58ᵉ Observation. — 1835. — M. George, fabricant vannier, rue et place du marché Saint-Honoré, 34, âgé de vingt-sept ans, affecté depuis l'âge de seize ans, d'une tumeur au grand trocanter gauche, qui s'est ouverte au bout de dix ans, et a laissé une fistule avec engorgement des glandes de l'aine du même côté.

En 1838, ce malade, parfaitement guéri depuis trois ans, a eu, par suite d'une marche forcée et d'une grande fatigue, un abcès qui s'est ouvert à la même cuisse et qui offrait tous les symptômes de la première affection.

Mon traitement repris, a amené la guérison en quelques mois.

59ᵉ Observation. — 1835. — M. Pivant-Léger (1), rue Chauvean-Lagarde, 4, âgé de seize ans, affecté depuis cinq ans, d'une ulcération crouteuse du nez et de la lèvre supérieure, d'un engorgement fistuleux de la glande parotide gauche et d'une dartre lymphatique au jarret droit.

60ᵉ Observation. — 1835. Mˡˡᵉ Vériot, rue de la Ferronnerie, 35, âgée de neuf ans, malade depuis quatre mois d'un ulcère sur le pied droit et d'un trajet fistuleux sous le même pied, produit par la carie du premier os du métatarse.

61ᵉ Observation. — 1835. Roiffé, fils de M. Roiffé, lieutenant au 4ᵉ régiment de ligne, rue du Cygne, chez M. Dupuis, horloger à Chatellerault, âgé de huit ans, malade depuis l'âge de sept mois d'un engorgement des glandes du cou, d'une ulcération du nez et d'une ophthalmie des

---

(1) Mᵐᵉ Pivant-Léger, à l'époque où j'ai entrepris son fils, était maîtresse d'institution de jeunes demoiselles, rue Cassette, 29. Ayant vendu son établissement à Madame Deville, qui l'a transporté rue de la Pépinière, 44, on peut s'adresser à cette dernière adresse. On verra dans cette même pension mesdemoiselles Simonnot et Gigau, qui font le sujet des observations 51ᵉ et 68ᵉ.

deux yeux, qui a laissé des taches sur les côr-
nées transparentes.

Avant mon traitement, cet enfant avait été traité
longtemps par l'iode.

62ᵉ Observation. — 1835. — Le fils de M.
Petasse-Duval, horloger à Beaune, Côte d'Or,
âgé de six ans, malade depuis dix-huit mois d'un
spina-ventosa du doigt annulaire de la main
gauche et d'une exostose des os du carpe de la
même main ;

D'un spina-ventosa du petit doigt de la main
droite, et d'une carie ulcérée des os du carpe et
du métacarpe de la même main, et enfin d'une
exostose du cubitus du bras droit.

Ce malade avait été déclaré incurable par le
docteur Tixier, après avoir été traité par l'iode.

63ᵉ Observation. — 1835. — M. Boulanger,
Parvis-notre-Dame, maison de l'orfèvre, âgé de
treize ans, ayant depuis cinq ans et demi un engorgement ulcéré des glandes sous-maxillaires.

Traité à l'Enfant-Jésus pendant un an et à
l'hopital Saint-Louis pendant six mois, par le
docteur Lugol.

64ᵉ Observation. — 1836. M. Lenfant, rue
Saint-Lazare, 120, âgé de vingt-six ans, affecté
depuis dix ans d'engorgements ulcérés et fistuleux
des glandes du cou.

65ᵉ Observation. — 1837. — M. Bonnefoy,
peintre en bâtiment, à Choisy-le-Roy, âgé de
quatorze ans et demi, malade depuis sept ans,

d'abord d'une carie ulcérée de la cheville du pied gauche, puis d'une dartre croûteuse à toute la jambe droite et au haut de la cuisse.

66° Observation. — 1837. — M. Chanat, rue Aumaire, 38, âgé de dix-huit ans, malade depuis cinq ans d'un ramollissement des ongles des mains, qui sont en suppuration.

67° Observation — 1837. M. Dages, passage Basfour, 6, âgé de sept ans, malade depuis six ans et demi d'une ophthalmie palpébrale des deux yeux.

68° *et dernière* **Observation.** — 1838. — Mlle Gigau, fille de M. Gigau, ex-officier d'infanterie, employé au ministère de la guerre, rue Neuve-des-Petits-Champs, 69, âgée de dix ans et demi, malade depuis sept mois d'une carie fistuleuse de l'os de la pommette gauche, et d'un engorgement de la glande parotide du même côté.

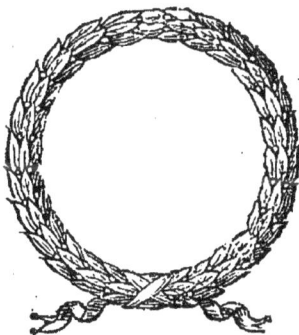

APPENDICE.

DU RACHITIS ET DE L'ORTHOPÉDIE.

Le mot *Rachitis* veut dire *courbure* ou *torsion* de la colonne vertébrale (Rachis), mais on l'emploie aujourd'hui dans un sens plus étendu, et pour désigner le ramollissement des os de toutes les parties du corps. En France on se sert encore du mot *Nouure* pour désigner le rachitis.

Cette maladie n'est pas contagieuse, mais elle se transmet des pères aux enfants, comme les scrofules, dont elle n'est qu'une variété, que l'on pourrait nommer *scrofules des os*.

Le rachitis n'est pas une maladie nouvelle ; et si Hippocrate et les auteurs grecs n'en ont presque pas fait mention dans leurs écrits, c'est qu'elle est plus rare dans les contrées chaudes que dans les pays froids. Ambroise Parré, qui vivait au seizième siècle, a parlé de cette ma-

5

ladie, et même proposé un corset de fer pour redresser la colonne vertébrale vicieusement contournée.

Le ramollissement des os peut se déclarer à toutes les époques de la vie, puisqu'on l'a observé chez des vieillards ; en général, il se manifeste lentement, mais quelquefois, chez les enfants, il se montre tout-à-coup, et souvent les convulsions en sont la cause déterminante.

Tout individu qui présente les caractères du tempérament lymphatique, peut devenir rachitique ; cependant cette variété des scrofules se montre souvent chez des sujets bruns de cheveux et de peau ; dans ce cas, tout me fait présumer que la prédominance de la lymphe, qui n'a porté son action que sur les os, n'a pas assez influé sur toute la constitution pour lui donner l'aspect qu'a toujours le tempérament lymphatique.

C'est ordinairement du sixième au neuvième mois, après la naissance, quelquefois plus tard, et pendant le travail de la dentition, que s'annoncent les premiers symptômes du rachitis : les enfants deviennent tristes et sérieux ; ils perdent l'appétit et le sommeil ; les jeux de leur âge n'ont plus d'attraits pour eux ; l'exercice leur devient pénible ; bientôt ils s'y refusent totalement et veulent être toujours couchés ou assis, ou portés par ceux qui les soignent. A cette époque les articulations se gonflent, et leurs formes sont d'autant plus sensibles, que la maigreur, qui fait déjà des progrès, donne aux articulations l'apparence d'une suite de nœuds, d'où vient la dénomination de *Nouure*.

Lorsque le gonflement des articulations se fait remarquer chez les enfants, on s'aperçoit d'une augmentation manifeste du volume de la tête ; en même temps leur imagination et leur jugement acquièrent une force et une maturité qui étonnent, et les traits de leur visage présentent une expression analogue à cette disposition de leur esprit. Mais quand la maladie s'annonce à un âge plus avancé, et lorsque l'ossification a fait disparaître les sutures du crâne, l'augmentation du volume de la tête n'a point lieu, et les malades deviennent stupides.

Si le rachitis fait des progrès, les os des membres se courbent, des douleurs dans la région de l'épine du dos annoncent la déformation de cette partie. A cette époque avancée de la maladie, il survient souvent des convulsions, des accès d'épilepsie, des vomissements, ou quelquefois une surdité passagère.

Le rachitis étant parvenu à son plus haut dégré, tantôt les progrès de l'âge, ou toute autre cause naturelle, arrêtent sa marche, et amènent une terminaison heureuse ; tantôt, au contraire, les fonctions s'altèrent de plus en plus, et la terminaison devient funeste. Dans le premier cas, les douleurs cessent, la fièvre disparaît, l'appétit revient, et les fonctions digestives s'exécutent ;

les os recouvrent *leur solidité, dans l'état de déformation où ils se trouvent;* les forces se rétablissent, et les muscles, quoique réduits à un amincissement singulier, acquièrent assez d'énergie pour exécuter les mouvements nécessaires aux habitudes du corps. On observe aussi que le volume de la tête se maintient, et que ces individus conservent ordinairement la vivacité d'esprit qui caractérise les bossus, et qui a donné lieu au proverbe. Dans le cas contraire, et lorsque la maladie doit avoir une issue funeste, les douleurs persistent, la déformation de la poitrine cause un étouffement plus ou moins gênant; il se manifeste des crachements de sang; une phthisie pulmonaire; les ongles s'allongent, se courbent; le malade est obligé de garder le lit à cause des douleurs qu'il éprouve quand on veut le remuer; enfin, la fièvre lente, colliquative, et le marasme, épuisent entièrement les forces du sujet, et le malade meurt : quelquefois les rachitiques périssent dans un accès de convulsion.

Les médecins modernes qui se sont occupés du rachitis, ont voulu, à l'aide de la chimie, expliquer les causes de cette maladie; mais les résultats obtenus dans un laboratoire, et ceux que la nature produit dans le corps humain, ne peuvent guère se mettre en comparaison; et je crois que toutes les fois que l'on voudra traiter une affection dont on n'aura recherché les causes qu'au moyen du creuset ou de l'alambic, on ne commettra que des erreurs. Sœmmering, dans un ouvrage qui a remporté le prix à la Société d'Utrecht, et qui traite de vaisseaux lymphatiques, place la cause prochaine du rachitis dans une augmentation de la faculté absorbante de ces vaisseaux ; cette doctrine lui paraît prouvée par les ouvertures des cadavres des rachitiques, chez lesquels il a toujours trouvé la capacité des vaisseaux lymphatiques plus grande que dans l'état naturel.

Ce fait, qui se trouve parfaitement d'accord avec mon opinion, me paraît prouver, *que la surabondance de la lymphe, en distendant les vaisseaux lympathiques du système osseux, produit l'écartement des molécules du tissu compact, d'où résulte le ramollissement des os.* La preuve la plus palpable que l'on puisse en donner, est que le gonflement des os a lieu chez tous les rachitiques.

Aucune différence n'existant donc entre la cause du ramollissement des os et celle des scrofules, et le rachitis étant souvent compliqué de tous les symptômes scrofuleux, les moyens curatifs doivent être les mêmes; et, en effet, j'ai employé plusieurs fois contre le rachitis mon traitement anti-scrofuleux, et j'ai toujours obtenu pour résultat la cessation de la courbure des os, et de tous les accidents qui caractérisent cette maladie. A cette occasion je présenterai ici quelques réflexions sur l'Orthopédie.

On a donné la dénomination d'*Orthopédie* à l'art de corriger chez les enfants les difformités du corps, et depuis quelques années que cet art est en vogue, les bossus accourent en foule, comme si on leur disait : Dépêchez-vous de vous faire redresser, pendant que l'orthopédie *redresse encore.*

Sans révoquer en doute ce que l'on dit des effets miraculeux de l'orthopédie, j'ai adressé à MM. les Orthopédistes, dans le premier Mémoire que j'ai publié sur les scrofules, les questions suivantes :

1° Puisque le ramollissement des os est la cause de la difformité des bossus, comment faites-vous lorsque vous cessez l'emploi des moyens mécaniques sur un individu *parfaitement redressé*, pour empêcher qu'il ne redevienne *bossu*, si vous n'avez pas, par un traitement interne, guéri la cause du mal, en redonnant aux os la consistance qu'ils doivent avoir ? Et si vous administrez un traitement interne, lequel pourriez-vous avouer dont les résultats fussent certains ?

2° Lorsqu'un sujet contrefait n'est plus rachitique, c'est-à-dire, que les os ont repris la consistance qu'ils doivent avoir, et que le ramollissement n'existe plus, peut-on, et doit-on entreprendre de le redresser ?

3° A quels signes certains pouvez-vous reconnaître qu'un individu contrefait a les os dans l'état de ramollissement qui appartient au rachitisme, ou que ce ramollissement n'existe plus, et que les os ont repris toute leur solidité ?

J'espérais que Messieurs les orthopédistes répondraient à ces questions, et, par des faits authentiques, prouveraient l'efficacité de leur traitement, mais ils ont gardé le silence.

J'ose donc penser que l'orthopédie n'est qu'une charlatanerie fort dangereuse, et qui a fait plus de victimes qu'elle n'a produit de guérisons. Je ne connais de véritable orthopédie que dans la *Gymnastique*, dont, malheureusement pour la jeunesse, l'usage n'est pas assez pratiqué. C'est le seul moyen orthopédique que j'emploie avec mes rachitiques, et dont les résultats ont toujours eu les plus heureux succès.

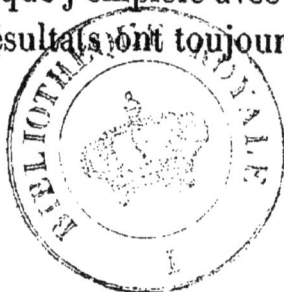

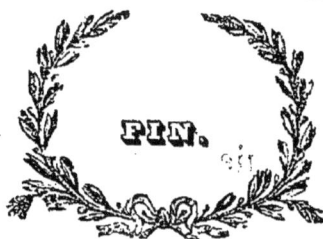

FIN.